BIBLIOTHÈQUE

MÉDICO-HYGIÉNIQUE

Par M. LE CROM,

OFFICIER DE SANTÉ, CHIRURGIEN DE MARINE.

———

DEUXIÈME PARTIE.

———

MATIÈRE MÉDICALE ET PHARMACOLOGIE.

———

CHEZ L'AUTEUR, A NAPOLÉONVILLE.

—

1853.

DEUXIÈME PARTIE.

MATIÈRE MÉDICALE ET PHARMACOLOGIE.

La matière médicale et la pharmacologie ont pour objet la connaissance des médicaments, de leur action sur l'économie animale et de leur mode d'administration. On donne le nom de médicaments aux substances qui jouissent de la propriété de modifier l'état actuel d'un ou de plusieurs de nos organes, qui ne contribuent pas d'une manière directe à la nutrition, et qu'on emploie dans le traitement des maladies.

Les médicaments nous sont fournis par les trois règnes de la nature, minéral, végétal et animal. Ils nous offrent à considérer, savoir:

1° L'action. L'action des médicaments est locale ou générale. L'action locale est celle qu'ils exercent directement sur les tissus auxquels on les applique ou qui se propage par contiguité d'organes. L'action générale est celle qu'ils exercent sur toute l'économie, par suite de l'absorption des molécules médicamenteuses par les sympathies qu'elles réveillent, ou enfin par les révulsions qu'elles déterminent. D'autres, bien qu'elles modifient l'état actuel de toute l'économie, portent plus spécialement leur influence sur un ou plusieurs de nos organes (émétiques): on dit alors qu'elles ont une action spéciale.

2° Effets. Les effets des médicaments peuvent être primitifs ou secondaires. Les premiers sont les changements déterminés par l'action directe de ces corps sur nos organes; les seconds, les phénomènes qui résultent de ces mêmes changements et qui en sont pour ainsi dire les conséquences. L'effet primitif des caustiques, par exemple, est la désorganisation du tissu sur lequel on les applique. L'inflammation et la suppuration, à l'aide desquelles l'escarre est détachée, en sont les effets secondaires. Les effets primitifs des médicaments sont absolus; les secondaires sont au contraire relatifs. Ainsi, une substance excitante stimulera toujours les organes; mais elle pourra faire couler la sueur ou augmenter la sécrétion de l'urine, suivant que l'individu sera exposé à une température chaude ou froide, ou suivant l'état de l'individu lui-même.

3° L'absorption. L'absorp'ion des médicaments s'effectue par la perméabilité des tissus; ils sont transportés dans toute l'économie par les vaisseaux veineux, artériels, chylifères et lymphatiques.

4° Élimination. Un médicament étant abs rbé, l'économie fait des efforts, souvent rapides, pour l'éliminer. Plusieurs voies d'élimination peuvent être employées par la nature : tantôt le médicament est séparé du sang par les reins et se trouve dans les urines; tantôt c'est la peau qui est chargée de ce travail, et les particules étrangères sont entraînées par les sueurs ; d'autres fois c'est l'intestin qui les chasse au dehors.

5° Administration. Les médicaments sont tantôt introduits dans l'intérieur de nos organes, et tantôt appliqués sur la surface extérieure du corps ; de là, la division des médicaments en internes et en externes.

6° Mode d'administration. Les médicaments sont quelquefois employés tels que la nature ou l'art nous les offre : on dit alors qu'ils sont simples. D'autres fois on mélange deux ou plusieurs médicaments simples pour augmenter l'action du médicament principal que l'on administre, pour diminuer son action irritante, ou pour rendre plus facile et moins désagréable son administration ; enfin pour obtenir des effets différents à la fois, ou pour obtenir un médicament nouveau par la réaction des différentes substances que l'on réunit : on les appelle médicaments composés.

7° Doses. Les doses auxquelles on administre les médicaments sont différentes pour chacun d'eux, suivant leur nature et leur degré d'activité. Les doses d'une même substance doivent varier suivant l'effet qu'on se propose d'obtenir, suivant l'âge, le sexe, le tempérament et les habitudes du malade.

TABLEAU DES DOSES

SELON LES AGES ET LES SEXES.

Si pour les adultes, on donne 1 gros = 4 grammes d'un médicament quelconque, on n'en donnera que les $^2/_3$ ou 48 grains pour les sujets de 21 à 14 ans.

$^1/_2$ gros ou 36 grains	=	2 grammes	pour ceux de	14 à 7 ans.
Id.	24	Id.	= 12 décig.	Id.	7 à 4
Id.	15	Id.	= 75 cent.	Id.	4 ans.
Id.	8	Id.	= 4 décig.	Id.	3
Id.	6	Id.	= 3 décig.	Id.	2
Id.	5	Id.	= 25 cent.	Id.	1

NOTA. Chez les femmes, on donne toujours les médicaments à une dose un peu plus faible que chez les hommes.

8° Formes sous lesquelles on administre les médicaments. (Nous les réservons pour la fin de l'ouvrage.)

CLASSIFICATION DES MÉDICAMENTS D'APRÈS LEURS EFFETS THÉRAPEUTIQUES.

1re Classe. — *Médicaments narcotiques.*

Ce sont des médicaments qui agissent spécialement sur le système nerveux et principalement sur le cerveau. Ils diminuent ou pervertissent son activité; ils peuvent même interrompre momentanément ses fonctions. On leur a encore donné les noms de stupéfiants, sédatifs, hypnotiques et anodins. Administrés à hautes doses, ils doivent être considérés comme des poisons très-énergiques : ils sont employés particulièrement pour calmer la douleur et remédier à l'insomnie.

Les opiacés et les solanées vireuses agissent spécialement sur l'encéphale, mais d'une manière différente : les opiacés déterminent le sommeil et la contraction de la pupille, les solanées vireuses le délire et la dilatation de la pupille.

ABRÉVIATIONS DES PARTIES DES PLANTES VÉGÉTALES EMPLOYÉES EN MÉDECINE.

P. a.	Principe actif.	g.	Graine.
f.	Feuilles.	T. p.	Toute la plante.
fl.	Fleurs.	R.	Racine.
fr.	Fruit.	E.	Écorce.
B.	Bois	p.	Plante.
B.l.	Bulbe		

Les médicaments rangés dans cette classe sont : l'opium et ses préparations, la morphine et ses sels, tels que l'acétate, le sulfate, le citrate de morphine; la narcotine et la codéine (principes actifs de l'opium); la belladone (F. R.) (atrapine, p. a.); le stramonium pomme épineuse, f. s. (daturine, p. a.); le tabac, f (nicotine, p. a.); la jusquiame, f. r.; la laitue vireuse, f.; la digitale pourprée, f.; la ciguée masculée, f.; l'aconit napel, f. (aconitine, p a); la douce-amère, p; la sévadille, s.; le sumac vénéneux, f.; le laurier-cerise, f.; les amandes amères; les fleurs de pêcher, d'abricotier, de prunier, de merisier; l'acide prussique et le cyanure de potassium.

2e Classe. — *Toniques, proprement dits, altérants amers, dépuratifs.*

Ce sont des médicaments dont l'action générale sur l'économie tend à augmenter graduellement l'énergie des organes; ils modifient les organes digestifs, rendent les digestions plus rapides et plus complètes; ils augmentent les sécrétions, diminuent la quantité des matières fécales, et vont même jusqu'à produire la constipation, désignée et connue sous le nom d'échauffement.

On emploie les toniques pour relever les forces générales et augmenter l'énergie des organes dans un grand nombre de maladies, particulièrement les maladies atoniques, dans les cas d'affaiblissement, et vers la fin de la plupart des inflammations lorsque la fièvre et la douleur ont cessé.

Vin.	Polygala amer. R.	Chicorée sauvage. R. f.
Fer (limaille de).	Valérianate de quinine.	Pissenlit. R. f.
Oxyde de fer.	Saules. E.	Houblon. fr.
Sous-carbonate de fer.	Les quinquinas. E.	Lichen d'Islande et du
Tartrate de potasse et de	Cinchonine. P. a.	pays.
fer.	Sulfate de cinchonine.	Houx. f.
Proto-chlorure de fer.	Quinine. P. a.	Patience. R.
Proto-hydrochlorate de fer	Sulfate de quinine. P. a.	Fumeterre. P.
et d'ammoniaque.	Quasia. B.	Saponaire. R. fl.
Méniante ou Tresse d'eau.	Simarouba. E. de la R.	Tulipier. E.
Petite centaurée. fl.	Angusture (vraie). E.	Fiel de bœuf.
Tussilage ou Pas-d'âne. fl.	Colombo. R.	Eau minérale ferrugi-
Olivier. f.	Gentiane. R.	neuse.
Capsules du lilas. fr.	Aya-pana. R. f.	

3e CLASSE.— *Toniques astringents, détersifs, résolutifs et styptiques.*

On donne ce nom à des substances qui ont la propriété de resserrer les tissus sur lesquels on les met en contact, en même temps qu'elles exercent une action tonique passagère. Appliquées à la surface d'une plaie saignante, elles arrêtent l'écoulement du sang fourni par les petits vaisseaux.

Les astringents sont particulièrement employés, 1° dans les inflammations chroniques, surtout lorsque les sécrétions sont exagérées; 2° dans les hémorrhagies actives et passives; 3° dans le début des inflammations externes.

Tous les acides étendus	Sous-acétate de plomb li-	Potentille. R.
d'eau.	quide.	Monésia, extrait.
Alun.	Sous-carbonate de plomb.	Tanin ou ac de tanique.
Sulfate de fer.	Borax ou sous-borax de	Noix de galle, excroissance.
Oxyde de zinc.	soude.	Ratanhia. R.
Sulfate de zinc.	Cachou, extrait du fruit et	Gomme kernos.
Protoxide de plomb.	du bois de l'accasio-	Bistorde. R.
Acétate de plomb neutre.	catéchia.	Roses rouges de Provins.
Quinte-feuille. R.	Sang-dragon, résine.	fl.
Bénoite. R.	Chêne. E.	Tormentille. R.
Aigremoine. f.	Tan, écorce de chêne en	Gland. fr.
Ronce commune. f.	poudre.	
Fraisier. R.	Renouée. R.	

4° CLASSE. — *Médicaments stimulants ou excitants.*

Nom donné aux médicaments qui ont pour effet d'augmenter immédiatement, et d'une manière momentanée, l'énergie des fonctions vitales. Ils diffèrent des toniques, en ce que l'action de ces derniers ne se manifeste qu'à la longue, et persiste longtemps; celle des stimulants est immédiate et ne dure pas.

Lorsqu'on administre les excitants, on doit distinguer quatre effets principaux. 1° l'action locale; 2° l'action sympathique; 3° l'absorption; 4° l'élimination.

Parmi ces substances, il en est plusieurs qui semblent en même temps agir d'une manière plus spéciale sur un ou plusieurs organes; c'est pourquoi elles sont divisées en excitants généraux et en locaux.

Excitants généraux. Ce sont ceux qui agissent sur toute l'économie, et qui n'augmentent pas, d'une manière très-remarquable, les fonctions d'un organe d'élimination particulier.

Les préparations d'ammoniaque et d'arsenic.	Polygala de Virginie. R.	Huile essentielle de térébenthine.
Le chlore.	Id. commun. R.	
Chlorure de protoxide de calmium et de sodium.	Absinthe. f. sommités fleuries.	Poix de Bourgogne.
	Armoise. f. idem.	Colophane.
Cannelle. E.	Camomille romaine. fl.	Poix résine.
Cascarille. E.	Id. ordinaire. fl.	Goudron.
Badiane ou anis étoilé. fr.	Tanaisie. fl.	Baume de la Mecque, du Pérou, de telu et de copahu.
Vanille. fr.	Menthe poivrée. T. p.	Benjoin.
Muscade. fr.	Sauge. fl.	Styrax solide et liquide.
Macis. fr.	Lavande. fl.	Alcool.
Girofle. fr.	Mélisse. f.	Arnica. fl. R.
Piment. fr.	Hysope. fl.	Aulnée. R.
Poivre. fr.	Lierre terrestre. fl.	Laurier noble. f. et baies.
Cubèbe. fr.	Thym. f.	Cabaret. R.
Gingembre. R.	Acore vraie ou Calamus aromaticus. R.	Encens ou oliban.
Angélique. R.		Cascarille. E.
Serpentaire de Virginie. R.	Fenouil. fr. R.	Suie.
Café. fr.	Anis. fr.	Noyer. f.
Raifort sauvage. R.	Carvi. fr.	Résine élemie.
Cochléaria. f.	Cumin. fr.	Myrrhe.
Cresson de fontaine. f.	Thé. f.	Mastic.
Cardamine des prés. f.	Térébenthine.	

Excitants locaux et spéciaux.

Ce sont ceux qui agissent particulièrement sur un organe ou sur un appareil.

Stimulants de l'appareil digestif.

1° Vomitifs. On appelle ainsi les médicaments qui déterminent le vomissement, quelle que soit la manière dont ils sont introduits dans le torrent de la circulation, et qui sont habituellement administrés pour faire vomir. On les sépare d'un grand nombre de substances qui, portées dans l'estomac en grande quantité, peuvent faire vomir. Pour avoir recours à leur emploi, il faut que l'estomac soit sain.

Les vomitifs sont employés toutes les fois qu'il faut débarrasser l'estomac des substances nuisibles qu'il peut contenir.

Tartrate acide de potasse et d'antimoine (émétique).	L'ipécacuanha. R.	
	Id. faux. R.	
Kermès minéral.	Les violettes. fl.	

2º **Purgatifs**. Nom donné aux médicaments qui augmentent d'une manière notable les évacuations alvines. On peut obtenir, par leur administration, plusieurs résultats ; 1º chasser les matières fécales accumulées dans les intestins ; 2º augmenter considérablement la sécrétion des muqueuses gastro-intestinales et la sécrétion de la bile ; 3º produire une révulsion puissante ; 4º enfin, augmenter l'absorption et ralentir la circulation après leur administration. On les divise en trois classes.

A. **Laxatifs ou minoratifs.** Ce sont ceux dont l'action est la plus douce ; ils déterminent des évacuations, par suite de l'action relâchante qu'ils exercent sur la surface interne des intestins, tandis que les purgatifs proprement dits, ne produisent cet effet qu'en raison de leur action irritante.

Magnésie.	Huile de ricin.	Miel.
Sous-carbonate de magnésie.	Casse. fr.	Roses pâles. fl.
	Tamarin. fr.	Pêcher. fl.
Crême de tartre.	Manne.	

Purgatifs cathartiques et drastiques.

On donne le nom de purgatifs cathartiques aux médicaments qui déterminent à la surface interne des intestins une irritation passagère, modérée et spéciale, d'où résultent des déjections alvines.

On appelle drastiques, ceux dont l'action est la plus violente.

Les purgatifs peuvent agir successivement dans toute l'étendue du canal intestinal, ou n'agir d'une manière bien marquée que sur une de ces parties.

Sulfate de soude.	Bryone. R.	Sureau. E.
Id. de magnésie.	Aloès.	Gratiole, herbe du Pauvre-Homme. f.
Id. de potasse.	Gomme-gutte. B. l.	
Tartrate de potasse neutre.	Colchique. B. l. g.	Sammonées d'Alep et de Smyrne.
Id. de potasse et de soude.	Ellébore blanc et noir. R.	Méchoacan. R.
	Rhubarbe. R.	
Sous-phosphate de soude.	Séné. f. et gousses.	Cévadille. fr.
Eaux minérales purgatives	Buis. f.	Huile de croton et d'épurge.
Jalap. R.	Baguenaudier f.	Nerprun. fr.
Coloquinte. fr.	Agaric blanc, (champignon.)	Nitrate de soude.
Elatérium. fr.		Acétate de potasse.

Diurétiques. On donne ce nom aux médicaments qui ont une action spéciale sur les reins, dont ils augmentent la sécrétion, et sont éliminés par les urines. Les diurétiques sont d'héroïques médicaments auxquels on a journellement recours ; on les administre généralement en dissolution dans un véhicule aqueux abondant.

Sous-carbonate de potasse.	Acétate de soude.	Asperges. **R.**
Bi-carbonate de potasse.	Scille, écai'l s du bulbe.	Diosmé crénelée ou bu-
Nitrate de potasse.	Digitale. f.	chu f.
Sous-carbonate de soude.	Busserole ou raisin d'ours. f.	Colchique. tue-chien, tue-
Bi-carbonate de soude.	Caïnca. **R.**	loup. Bulbe et **g.**
Nitrate de soude.	Fragon ou petit houx. **R.**	Pariétaire. **T. p.**

5e Classe. — *Médicaments sudorifiques ou diaphorétiques.*

On donne ce nom aux médicaments qui augmentent la transpiration cutanée. Cet effet peut être produit par des substances dont la nature et le mode d'action sont très-différents, pourvu qu'elles soient administrées dans un véhicule chaud et abondant, et que le malade soit placé dans une température douce, dans un calme parfait, et à l'abri des courants d'air froid.

Les sudorifiques peuvent rendre des services dans un grand nombre de circonstances ; ils sont utiles dans les cas où il faut chasser, par la voie de la sueur, les principes septiques qui peuvent nuire à l'économie ; ils peuvent arrê'er, dans le début, les maladies inflammatoires les plus diverses, et produisent de très bons effets dans les maladies chroniques, pour lesquelles ils sont employés journellement.

Les préparations ammo-	Canne de Provence. **R.**	Sureau. fl.
niacales et sulfureuses.	Dompte-venin. **R.**	Salsepareille. **R.**
Gayac. B.	Lobélie. **R.**	Squine. **R.**
Sassafras E. de la R.	Les eaux minérales sulfu-	
Douce-amère. **T. p.**	reuses.	

6e Classe. — *Débilitants, bains, repos, émissions sanguines, diète et régime.*

Agents pharmaceutiques.

1° *Tempérants.* — On donne ce nom aux substances qui modifient la trop grande activité des organes, et qui agissent plus spécialement en diminuant la rapidité de la circulation et la reproduction de la chaleur animale. Les tempérants ont une action opposée à celle des toniques : au lieu d'attirer le sang dans les vaisseaux, ils le chassent par le resserrement qu'ils produisent par leur contact. Ils possèdent tous une saveur acide, à laquelle, étendue d'eau, ils doivent leurs propriétés rafraîchissantes et étanchantes de la soif.

Tous les acides étendus d'eau jusqu'à acidité agréable, les fruits acides tels que :

Fraises.	Grenade.	Groseilles.
Framboises.	Cerises.	Eau minérale gazeuse ou
Pommes reinette.	Oranges.	acidule.
Épine-vinette.	Citrons.	

2° *Emollients.* — Ce sont des médicaments qui tendent à ramolir les tissus avec lesquels ils sont mis en contact, à diminuer leur tonicité et à émousser leur sensibilité ; ils font gonfler les tissus et diminuent la chaleur et la rougeur de ces parties, calment la soif et la toux.

Gomme arabique, Sénégal, adraganle et du pays.	Semences de concombre.	Tapioca.
Réglisse. R.	Lait.	Arrow - root, fécule de pommes de terre, fruits
Guimauve. R. f.	Colle de poisson.	sucrés, pruneaux, raisins
Rose trémière. Fl.	Blanc de baleine.	secs, figues, dattes, juju-
Mauve. R. f.	Cire.	bes.
Cacao. g.	Bouillon d'écrevisses, d'es-	Semences froides de cour-
Sucre.	cargots.	ge, de citrouille, de me-
Chiendent, R.	Consoude. R.	lon, bouillon de géla-
Orge. g.	Bourrache. f.	tine, de grenouilles, de
Riz. g.	Pulmonaire. t. fr.	limaçons, de veau et de
Gruau. g.	Graine de lin.	poulet.
Amidon.	Huiles douces, surtout celle	OEufs.
Farine de seigle, de fro-ment.	d'olive.	Moële des os.
	Amandes douces.	
	Salep, sagou.	

3° *Calmants anti-spasmodiques.* — Ce sont des médicaments qui exercent sur le système nerveux une influence spécifique, tendant à faire cesser le trouble de ses fonctions, et à calmer les contractions musculaires irrégulières et désordonnées connues sous les noms de convulsion et de spasme, à calmer l'agitation et la douleur, sans occasionner l'assoupissement qui caractérise la médication narcotique.

Ils sont recommandés pour combattre toutes les affections nerveuses et spasmodiques idiopathiques, et celles qui peuvent compliquer toutes les autres maladies. Leurs effets se manifestent promptement, mais ils sont peu durables.

Les Ethers, surtout l'Éther sulfurique.	Sagapénum.		Musc.
Le Camphre.	Opopanax.		Castoréum.
L'Assa-fetida.	Valériane sauvage.	R.	Civette.
Gomme ammoniaque.	Oranger. f. fl.		Ambre gris.
	Pivoine. R.		

6° CLASSE. — *Excitants nerveux ou tétaniques.*

On appelle ainsi des médicaments qui agissent sur le système nerveux, spécialement sur la moëlle épinière, et qui donnent lieu à des contractions spasmodiques, brusques et passagères, parfois d'une grande violence et suivies d'une rigidité tétanique ; ils s'emploient contre les paralysies. On doit aussi les considérer comme des poisons redoutables.

Noix vomique. g.	Strychnine sulfatée.
Fève de St-Ignace. g.	Brucine.
Strychnine.	Arnique. f. r.

Fondants (altérants substitutifs). — Nom donné aux médicaments qui agissent en modifiant d'une manière persistante la nature du sang et des humeurs diverses ; c'est à des doses altérantes, c'est-à-dire assez petites pour ne pas déterminer d'évacuations ou d'autres effets immédiats apparents, que ces médicaments doivent être administrés. Leur indication se présente dans les maladies aiguës, et surtout dans les affections chroniques.

Toutes les préparations d'iode, de mercure, de brôme, d'or, d'arsenic et de chlore possèdent cette propriété.

Stimulants irritants. — 1º Rubéfiants. On connaît sous ce nom les médicaments qui, appliqués sur la peau, y déterminent de la rougeur et les autres symptômes de l'inflammation. 2º Vésicants ou épispastiques, ceux qui produisent des phlyctènes, en forme d'ampoules, semblables à celles des brûlures. 3º Caustiques, quand ils désorganisent les parties du corps avec lesquelles ils sont mis en contact.

Les rubéfiants et les vésicants sont particulièrement utiles, toutes les fois qu'on veut agir rapidement sur une surface assez étendue, et déplacer une irritation fixe d'un organe important; c'est pourquoi on les appelle dérivatifs.

Les caustiques sont employés pour établir les exutoires, pour ouvrir certains abcès indolents, pour arrêter les progrès de certaines affections gangréneuses, pour détruire certaines tumeurs et les virus déposés à la surface des plaies produites par la morsure des animaux enragés ou venimeux.

VÉSICANTS.	CAUSTIQUES.
Cantharides.	Potasse caustique.
Daphné-garou. E.	Soude caustique.
Moutarde noire. g.	Nitrate d'argent.[1]
Euphorbe, suc.	Beurre d'antimoine.
Clématites des haies. f.	Sulfate de cuivre.
Renoncules. f.	Vert-de-gris.
Anémone des bois. f.	Ammoniaque liquide.
	Oxyde blanc d'arsenic.
	Oxyde rouge de mercure.

Expectorants ou incisifs. — On appelle ainsi les médicaments qui agissent d'une manière spéciale sur la muqueuse pulmonaire, et qu'on administre dans le but de favoriser l'expulsion des matières (crachats) contenues dans les tuyaux bronchiques.

Les principaux sont : le kermès et l'émétique, les baumes, les poivres, les polygala et l'hysope.

Anthelmintiques vermifuges. — Nom donné aux médicaments qui ont la propriété délétère de faire périr les vers intestinaux, sans influence marquée sur l'économie.

C'est la racine de grenadier et de fougère mâle, le semen-contra et l'ail que l'on emploie avec avantage. (La mousse de Corse est préférable pour les enfants.)

Fébrifuges ou antipériodiques. — On donne ce nom aux médicaments qui ont la propriété de combattre indistinctement toutes les maladies qui marquent une intermittence, particulièrement les fièvres.

Les quinquinas et leurs préparations, le sulfate de quinine, l'écorce de saule, les feuilles de houx, l'écorce de la racine de julipier, sont employés.

NOMENCLATURE CHIMIQUE.

La nomenclature chimique n'est pas sans importance; elle seule peut donner une idée juste et la connaissance exacte de la composition des corps et de l'action intime de leurs molécules les unes sur les autres. On appelle corps simples, ceux dont toutes les molécules sont identiques; et composés, ceux qui sont formés par l'union de particules de nature différente.

Lorsque deux corps simples se combinent, ils peuvent donner naissance à un composé acide, basique ou indifférent.

Les composés basiques ou indifférents, sont en général désignés par un nom formé par la réunion des noms appartenant à leurs éléments constituants.

Ainsi toutes les substances de cette nature, qui sont composées d'oxygène et d'un autre corps simple, sont appelées oxyde de......
On dit oxyde de carbone, de fer, pour désigner les corps non acides, formés par de l'oxygène, du carbone, du fer, etc. Ceux qui sont formés par du chlore, du soufre, du phosphore, et unis à d'autres corps simples, sont appelés sulfure, phosphure, chlorure, iodure, etc.

Toutes les fois que deux ou plusieurs de ces produits résultent de la combinaison des mêmes éléments, en proportions différentes, on indique ces différentes compositions, en plaçant devant le nom du composé un numéro d'ordre. Ainsi, on appelle protoxyde ou proto-sulfure, celui qui renferme le moins d'oxygène ou de soufre; deutoxyde ou deuto-sulfure, celui qui en renferme davantage; tritoxyde, celui qui en renferme encore plus, et peroxyde ou persulfure, celui qui renferme le maximum d'oxygène ou de soufre.

Les noms des acides sont toujours précédés de ces racines, et leur mode de terminaison varie suivant les proportions dans lesquelles leurs éléments se trouvent combinés. Lorsque l'oxygène est uni à un autre corps simple quelconque pour former un acide, on ne fait pas entrer la racine du mot oxygène dans leur nom; mais lorsque ces corps ne renferment pas d'oxygène, on compose leur nom avec les racines des noms de tous leurs éléments. Par exemple, on appelle l'acide formé d'hydrogène et de chlore, acide hydro-chlorique; celui que forme le fluor et le bore, acide fluo-borique.

Les diverses proportions dans lesquelles les éléments constituants des acides entrent dans la composition de ces corps, sont également indiquées par le nom qu'on leur donne. Lorsque l'oxygène ne peut former, avec un autre corps simple, qu'un seul acide, on donne au nom de celui-ci la terminaison *ique*. Exemple : acide borique ; mais lorsque les mêmes corps peuvent former plusieurs acides, on réserve la terminaison *ique* pour le nom de celui qui renferme la proportion la plus forte d'oxygène, et on termine en *eux* celui qui est moins riche en oxygène ; ainsi on dit acide sulfurique et acide sulfureux, pour désigner les deux acides composés d'oxygène et de soufre, et hyposulfurique et hypo-sulfureux pour désigner ceux qui contiennent encore moins d'oxygène.

Les composés produits par les bases et les acides sont désignés d'une manière générale par la dénomination de sels, et leurs noms sont formés par la réunion de ceux de leurs principes constituants ; le nom de l'acide détermine le genre du sel et celui de la base, l'espèce. Ainsi tout les sels formés par l'acide sulfurique, sont appelés *sulfate*, et on dit sulfate de potasse, sulfate de soude, suivant que le sel a pour base la potasse ou la soude. Toutes les fois que le nom de l'acide se termine en *ique*, cette terminaison se change en *ate* pour le sel correspondant, et lorsqu'il se termine en *eux*, elle devient *ite*. Ainsi, l'acide sulfurique forme des sulfates ; l'acide sulfureux, des sulfites. L'acide hypo-sulfurique, des hypo-sulfates, et l'acide hypo-sulfureux, des hypo-sulfites.

Lorsque le même corps peut donner naissance à plusieurs oxydes, on fait entrer le numéro d'ordre dans le nom du sel qu'ils forment, exemple : sulfate de protoxyde de fer, sulfate de péroxyde de fer, etc. Enfin, pour indiquer les proportions respectives de la base et de l'acide, on ajoute au nom du sel l'épithète de neutre, sous, sur, etc.

Les sels neutres sont ceux dont l'acide et la base sont dans les proportions convenables, pour que les propriétés de l'un et de l'autre de ces composants soient masquées ; ainsi un sulfate qui ne conserve ni propriété acide, ni propriété basique, est un sulfate neutre ; si au contraire l'acide prédomine, on l'appelle sulfate-acide ou sursulfate, et mieux bi-sulfate, quelquefois tri-sulfate ou quadri-sulfate, suivant qu'il renferme deux, trois ou quatre fois autant d'acide que le sulfate neutre. L'excès de base constitue ce que l'on nomme des sous-sels, tels que sous-carbonate, sous-sulfate, ou sulfate bibasique de....., pour le sulfate renfermant deux fois autant de base que le sel neutre, sulfate tri-basique, etc.

On voit donc que la construction des noms des sels est telle qu'ils indiquent : 1° l'acide et la base dont ces corps sont formés ; 2° la composition élémentaire de chacune de ces substances ; 3° la proportion de la base et de l'acide.

Dans la chimie organique, on nomme les substances qui fournissent les acides, en les désignant ; ainsi, pour l'acide renfermé dans le citron, on dit acide citrique, et pour celui de l'oseille, acide oxalique, etc. Lorsque ces corps peuvent jouer le rôle de bases, on donne le plus souvent à leur nom une terminaison en *ine*, morphine, quinine, etc.

Acétates.

Ce sont des sels qui résultent de la combinaison de l'acide acétique avec des bases, soit minérales, soit végétales, dont ils possèdent les propriétés; exemple : acétate de fer, dont le fer forme la base possède les propriétés médicales des préparations ferrugineuses.

Dans les acétates, quelle que soit la base (le proto-acétate de mercure et d'argent exceptés), sont solubles dans l'eau; ils sont incompatibles avec les acides forts et plusieurs sels métalliques.

Acétate d'ammoniaque liquide. Il est incolore, transparent, d'une saveur fraîche et piquante, soluble dans l'eau, altérable à l'air.

Acétate de cuivre. Deux, l'acétate neutre (cristaux devenus verdet cristalisé); l'acétate bi-basique (verdet, vert-de-gris) qui est d'une couleur verte bleuâtre, inodore, d'une saveur styptique.

Acétate de mercure. En paillettes nacrées ou en lames mi-cassées, douces au toucher, d'un blanc argentin, noircissant à la lumière.

Acétate de plomb. Deux; 1° l'acétate neutre (cristaux de Saturne), sel blanc inaltérable à l'air, d'une saveur douce et astringente; 2° le sous-acétate de plomb (extrait de Saturne). Sa dissolution est connue sous le nom de sous-acétate de plomb liquide; elle sert à faire l'eau blanche; acétate de potasse, sel blanc inodore, très-déliquescent, d'une saveur piquante et fraîche. L'acétate de morphine et de soude sont peu employés.

Des acides.

On appelle ainsi les substances solides, liquides ou gazeuses, qui jouissent de la propriété de former des sels avec les bases. On les divise en acides minéraux ou inorganiques, et en acides végétaux ou organiques.

Les acides sont composés : 1° acides minéraux, formés d'oxygène ou d'hydrogène, et d'une base; exemple : l'acide sulfurique est composé de soufre et d'oxygène, tandis que l'acide hydro-sulfurique qui a la même base, le soufre, contient de l'hydrogène. 2° Les acides végétaux sont formés, les uns par le carbone et l'oxygène, les autres par les deux précédents, l'hydrogène et une base. On appelle acides concentrés lorsque étant dissous, ou naturellement liquides, contenant peu ou point d'eau; affaiblis ou étendus dans les cas contraires; ils sont tous solubles dans l'eau. (Il faut éviter de les associer aux sels.)

Acide arsénieux (arsenic, oxide blanc d'arsenic). Il est âcre et nauséeux, volatil.

Azotique (acide nitrique, esprit de nitre, eau forte). C'est un liquide incolore.

Acide chloridrique (acide muriatique, hydro-chlorique, esprit de sel). C'est à la solution du gaz chloridrique dans l'eau que l'on donne ces noms.

Acide cyanhydrique (acide hydro-cyanique, acide prussique), liquide, incolore, et d'une odeur forte.

Acide sulfurique (huile de vitriol, acide vitriolique). Liquide, d'une consistance huileuse, incolore, inodore.

Acide tartrique (acide tartarique, tartareux), Blanc, solide.

Acide acétique. On l'emploie sous quatre états principaux ; 1º à l'état de pureté ; 2º de vinaigre radical ; 3º de vinaigre ; 4º de vinaigre distillé.

Les acides citriques, boriques, oxaliques, sont aussi quelquefois employés, ainsi que l'acide sulfureux, à l'état de gaz.

Arséniates.

Combinaison de l'acide arsénique avec les bases ; ceux d'ammoniaque, de potasse, de fer, de soude, sont quelquefois employés.

Arsénites.

Combinaison de l'acide arsénieux avec les bases ; l'arsénite de potasse seul s'emploie, mais très-rarement.

Azotates (nitre, nitrates.)

Sel résultant de la combinaison de l'acide azotique avec les bases ; ils sont tous solubles et incompatibles avec les acides et les alcalis.

Azotate d'argent : 1º Cristallisé (nitrate d'argent cristallisé) ; 2º fondu (pierre infernale, nitrate d'argent fondu).

Azotate de bismuth (sous-azotate de...) ; blanc de fard, magister de bismuth, blanc, inodore, insipide).

Azotate de mercure ; le proto et le deuto sont employés en dissolution.

Azotate de potasse, nitrate de potasse, sel de nitre, salpêtre, blanc, inaltérable à l'air.

L'azotate de soude s'emploie rarement.

Borate (sel vitrifiable.)

Sel résultant de la combinaison de l'acide borique avec les bases ; on emploie le borate de soude (borax, sous-borax de soude), qui est solide, blanc, inodore.

Carbonates.

Sels résultant de la combinaison de l'acide carbonique avec les bases, dont ils ont la propriété. Les salins sont solubles ; les autres sont tous à peu près insolubles ; ils sont décomposés avec effervescence par les acides.

Carbonate d'ammoniaque (sesqui-carbonate, sous-carbonate d'ammoniaque, alcalis volatil concret, sel volatil d'Angleterre), blanc, se volatilise à l'air, soluble dans l'eau.

Carbonate de magnésie (sous-carbonate de..., magnésie carbonatée) blanc, très-léger, insipide, inodore, inaltérable à l'air, insoluble dans l'eau.

Carbonate de plomb (blanc de céruse, blanc de plomb), blanc, insipide, insoluble.

Carbonate de potasse. 1° Le neutre ou sous-carbonate, blanc, inodore, âcre et caustique, très-déliquescent ; 2° le bi-carbonate de potasse saturée, blanc, inodore, d'une odeur alcaline, soluble dans l'eau.

Carbonate de soude. 1° Le neutre (sous-carbonate de soude, carbonate sodique, sel de soude, alcali minéral), blanc, efflorescent et très-soluble dans l'eau ; 2° le bi-carbonate, blanc, inaltérable à l'air, soluble dans l'eau.

Chlorures (hydro-chlorates, chlorhydrates, muriates, beurres.)

Combinaison du chlore avec les corps simples. Ils jouissent des propriétés combinées des composants ; tous sont solubles dans l'eau (le proto-chlorure de mercure et le chlorure d'argent exceptés) ; il faut éviter de les associer aux sels, surtout aux sulfates et aux carbonates.

Chlorure d'ammoniaque (sel ammoniac), blanc, inodore, d'une saveur piquante.

Clorure d'antimoine proto- (chlorure antimonique, beurre d'antimoine) solide, blanc, déliquescent, d'une saveur caustique.

Chlorure de barium (hydro-chlorate de barite, muriate *id*.), blanc, inodore, âcre.

Chlorure de sodium (sel marin, sel commun.)

Chlorure de calcium ou de chaux, blanc, inodore, d'une saveur âcre et piquante, déliquescent.

Chlorure de fer. 1° Le proto- (chlorure ferreuse), verdâtre ; le deuto- (chlorure ferrique), brun, volatil, déliquescent.

Chlorure de mercure. 1° Le proto- (chlorure mercureux, calomel, mercure doux, panacée mercurielle), blanc, inodore, insipide, volatil insoluble dans l'eau.

Le calomélas à la vapeur (mercure doux à la vapeur), est celui que l'on emploie presque exclusivement aujourd'hui, sous le nom de ca-lomélas ; celui par précipitation est blanc (précipité blanc).

2° Le deuto-chlorure de mercure (bi-chlorure, chlorure mercurique, sublimé corrosif), blanc, volatil, un peu soluble dans l'eau.

Chlorure d'or (chlorure aurique), d'un rouge-orange, déliquescent.

Chlorure d'or et de sodium (muriate d'or et de soude), d'un jaune orangé, inaltérable à l'air.

Chlorure d'oxyde de calcium (hypo-chlorite de chaux, chlorite, chlorure, sous-chlorure de chaux, sec), blanc, d'une odeur particulière.

Chlorure d'oxyde de sodium (hypo-chlorite de soude, **liquide**, chlorure de soude, liqueur de Labaraque); les chlorures d'argent, de mercure et d'ammoniaque, de platine de zinc, etc., sont très rarement employés.

Citrates.

Combinaison de l'acide citrique, avec une base. Le proto et le percitrate de fer sont les seuls employés.

Cyanures (hydrocyanates, azocarbures.)

Combinaison du cyanogène avec un corps simple. Ce sont des poisons violents.

Cyanure de mercure. Il est incolore, inodore, d'une saveur styptique, soluble dans l'eau.

Cyanure d'or. C'est une poudre jaune-serin, inodore, insipide, insoluble.

Cyanure de potassium, blanc, inodore, insoluble dans l'eau, altérable à l'air, d'une saveur âcre, alcaline et amère.

Cyanure de zinc, blanc, insipide, insoluble dans l'eau.

Iodures (hydriodates, iodhydrates.)

Combinaison de l'iode avec les corps simples; ils possèdent toutes les propriétés de l'iode.

Iodure d'arsenic. Il est solide, rouge, volatil, soluble dans l'eau.

Iodure de mercure. Le proto est une poudre jaune-verdâtre, inodore, volatile, insoluble dans l'eau. Le deuto est d'une couleur rouge.

Iodure de potassium. Il est blanc, inodore, âcre et très-soluble.

Iodure de plomb. Il est d'un jaune-citron, peu soluble.

Iodure de soufre (sulfure d'iode), en masse, brune, d'une odeur très prononcée.

Iodure de fer, brun, styptique.

Iodure de barium, blanc, déliquescent, soluble (celui d'or et d'argent sont peu employés.)

Lactates.

Combinaison de l'acide lactite avec les bases; le lactate de fer est le seul employé en médecine.

Oxalates.

Résultat de la combinaison de l'acide oxalique avec les bases; on emploie l'oxalate de potasse.

Oxydes.

Ce nom est donné aux corps non acides, composés d'oxygène et d'un autre corps.

Oxyde de fer (péroxyde de fer, hydraté, sous forme de gelée.)

Oxyde de fer, brun, hydraté (safran de mars, apéritif, rouille, sous-carbonate de péroxyde de fer); c'est une poudre d'un jaune-rougeâtre, inodore, styptique.

Oxyde de magnésie (magnésie pure, magnésie calcinée ou décarbonatée), blanc, insipide, peu soluble dans l'eau.

Oxyde de zinc (fleur de zinc, laine philosophique), bleu, insipide, inodore.

Oxyde de mercure. (Deutoxyde ou péroxyde de mercure, précipité rouge.)

Oxyde de plomb. (Protoxyde de... (massicot), d'un jaune pâle. Quand il est fondu (litharge). Le deutoxyde s'appelle *minium*.

Phosphates.

Genre de sels composés d'une ou deux bases et d'acide phosphorique.

Phosphate de soude (sous-phosphate, sel admirable, perlé), incolore, inodore, d'une saveur faible, soluble dans l'eau.

Phosphate de chaux. Os calcinés.

Sulfates.

Sels formés d'une base et d'acide sulfurique.

Sulfate d'alumine et de potasse (alun), incolore, inodore, d'une saveur astringente, soluble.

Sulfate de cuivre (vitriol de chypre, *idem* bleu, couperose bleue), soluble.

Sulfate de cuivre et d'ammoniaque, d'une belle couleur bleue.

Sulfate de fer (proto-sulfate de fer, vitriol vert, couperose verte), très-soluble.

Sulfate de magnésie (sel d'Epsom, sel de Sedlitz ou d'Egra, sel cathartique amer), blanc, inodore, soluble.

Sulfate de potasse (sel de Duobus, tartre vitriolé, sel polycreste de Glauber), blanc, inaltérable à l'air, soluble.

Sulfate de soude (sel d'Epsom de Lorraine, sel de Glauber), incolore, inodore, d'une saveur amère.

Sulfate de zinc (vitriol blanc, couperose blanche), déliquescent.

Sulfate de quinine, blanc, insoluble et d'une saveur amère.

Sulfate de strichnine, blanc, soluble.

Sulfures.

Nom donné aux composés de soufre et d'un métal.

Sulfure d'antimoine hydraté (kermès, poudre des Chartreux), d'un rouge-brun, insoluble.

Sulfure de mercure. Le proto est noir (éthiops martial); le deuto est rouge (cinabre, vermillon) et insoluble.

Sulfure de potasse (foie de soufre, polysulfure de potassium); il est solide, d'un brun-rougeâtre, inodore lorsqu'il est sec.

Sulfure de chaux, sec. (Sulfure de calcium impur.)

Tartrates, Tartres.

Sels formés d'une base et d'acide tartrique ou tartarique.

Tartrate de potasse et de fer, rougeâtre, styptique, soluble.

Tartrate d'antimoine et de potasse (tartre stibié, tartre émétique), blanc, soluble.

Tartrate de potasse, bi-tartrate de potasse (crème de tartre), blanc, inodore, inaltérable à l'air, peu soluble. Le tartrate de potasse neutre (tartre soluble, sel végétal) est blanc et soluble.

Tartrate de potasse et de soude (sel de seignette et de la Rochelle), incolore, amer, soluble.

Alcalis ou Alzalis.

Les alcalis sont des substances solubles dans l'eau, douées, en général, d'une saveur urineuse, âcre et caustique. Les alcalis minéraux sont la potasse, la soude, l'ammoniaque, la baryte, la chaux et la magnésie. Les alcalis végétaux sont formés de carbone, d'hydrogène, d'oxygène et d'azote; les principaux sont la brucine, la nicotine, la morphine, la strychnine, l'émétine, la quinine, la cinchonine, la vératrine et la conicine.

Des Baumes.

On donne le nom de baumes naturels à des résines liquides ou solides qui contiennent de l'acide benzoïque et de l'huile volatile. Les baumes artificiels sont des préparations onguentaires, ou des préparations liquides odorantes, généralement alcooliques. Les principaux baumes naturels sont les baumes de tolu, du Pérou, de copahu, de styrax ou storax, et le benjoin.

Ethers.

On donne ce nom aux différents produits qui résultent de l'action des acides sur l'alcool. L'éther sulfurique est à peu près le seul employé en médecine.

II P.

2

Fécules (lie, dépôt, diminutif de fex, partie amylacée, extraite des végétaux) Pure, elle est sous forme d'une poudre blanche, inodore, insipide, inaltérable à l'air, insoluble dans l'eau froide. Les fécules employées sont : l'amidon, l'arrow-root, le sagou, le salep et le tapioka.

Gommes.

On donne ce nom aux produits neutres immédiats des végétaux, concrets, incristallisables, inodores, d'une saveur fade et visqueuse; suspendues dans l'eau, elles forment un mucilage plus ou moins épais. Les gommes adragantes, kinos, arabique, Sénégal, et du pays sont employées.

Huiles.

On donne le nom d'huiles grasses ou douces (huiles fixes, suc huileux) aux substances ordinairement liquides, jaunes ou jaune-verdâtres, d'une saveur douce et désagréable, qui tachent le papier et le rendent transparent. Les unes se dessèchent à l'air et les autres ne se dessèchent pas (siccatives et non siccatives), et huiles volatiles ou essentielles (essences) aux huiles acres et odorantes, altérables à l'air et à la lumière, généralement liquides (le camphre excepté). L'huile de lin peut remplacer toutes les huiles douces.

Gommes résines.

Mélanges naturels, en proportions variables, de substances gommeuses et résineuses, insolubles dans l'eau. Les gommes ammoniaques, l'assa-fetida, l'euphorbe, le galbanum, l'opopanax, le sagapénum, la scammonée, l'opium et la gomme gutte sont à peu près les seules employées.

Résines.

Substances solides, fusibles par la chaleur, incolores ou diversement colorées, inodores, insolubles dans l'eau. Les résines médicales sont : l'aloès, la poix de Bourgogne, la térébenthine, le sang-dragon.

MÉDICAMENTS PHARMACEUTIQUES.

Ces médicaments sont divisés en deux grandes classes :

1° Les médicaments officinaux qui, préparés à l'époque de l'année la plus convenable, d'après des formules et des règles tracées dans les pharmacopées, peuvent se conserver longtemps sans altération, et se trouvent ainsi tout prêts à être employés dans les officines des pharmaciens; exemple : les sirops, les extraits, etc.

2ᵉ Les médicaments magistraux, ainsi nommés par opposition, sont ceux qui s'altèrent très-promptement et qui sont confectionnés, peu avant leur administration, d'après une formule faite à l'instant par le médecin. Exemple : les potions, les juleps, etc.

Les opérations auxquelles on soumet les médicaments simples, soit pour changer la forme sous laquelle la nature nous les présente ou sous laquelle on les trouve dans le commerce, soit pour changer ou modifier leurs propriétés, se rapportent à cinq procédés généraux, savoir : la division, l'extraction, la solution, le mélange et la combinaison.

Les formes sous lesquelles on emploie les médicaments officinaux ou magistraux, varient suivant la nature des substances et suivant l'usage auquel on veut les appliquer. Ces formes sont solides, molles, liquides et gazeuses.

La plupart des préparations pharmaceutiques que nous allons examiner successivement, ont une destination spéciale; les unes s'emploient toujours à l'extérieur (nous les désignerons sous la dénomination de médicaments externes); les autres à l'intérieur (potions, juleps). Il y a cependant plusieurs médicaments que nous rangerons parmi les médicaments internes, qui servent à la fois à des usages internes et externes; mais les médicaments désignés sous le nom d'externes, ne s'emploient jamais à l'intérieur ; ils jouissent tous de la propriété de leurs composants, par conséquent, leurs doses et leurs modes d'administration varient selon la nature de chacun des médicaments.

Médicaments officinaux internes.

Poudres. — On donne le nom de poudre à toute substance dont on a détruit l'adhérence moléculaire.

Espèces. — On appelle ainsi la réunion d'un certain nombre de végétaux desséchés et jouissant de propriétés à peu près semblables.

Vins médicinaux. — On appelle vin médical tout liquide vineux, chargé de principes médicamenteux

Nota. Les lettres C. P. M. remplaceront les mots : Chargés de principes médicamenteux.

Vinaigres médicinaux. — On appelle ainsi tout liquide acéteux C. P. M.

Bières médicinales. — Nom donné à la bière ordinaire C. P. M.

Teintures médicinales. — On appelle ainsi tout liquide alcoolique C. P. M.

Alcools médicinaux. — On appelle alcool médical tout liquide alcoolique incolore C. P. M.

Eaux distillées des plantes. — On appelle ainsi l'eau ordinaire C. P. M. au moyen de la distillation.

Eaux médicinales. — On appelle ainsi l'eau pure (distillée ou filtrée) C. P. M.

Eaux minérales. — On appelle ainsi tout liquide aqueux tenant en solution ou en suspension des substances minérales qui modifient les propriétés physiques et chimiques de l'eau, et lui en communiquent de médicinales ; elles sont naturelles ou artificielles.

Sirops. — Ce sont des conserves liquides qui ont pour condiment le sucre et pour véhicule l'eau C. P. M. au moyen de la solution, de l'infusion, de la macération, de la décoction ou de la distillation. Le vin, les liqueurs acides, les sucs des plantes sont encore des véhicules pour les sirops.

Miels ou mellites. — On appelle mellites des conserves qui ont pour condiment le miel et pour véhicule l'eau C. P. M.

Oximels ou oximellites. — On appelle oximel des conserves liquides qui ont pour condiment le miel et pour véhicule le vinaigre C. P. M.

Sucs exprimés. — On appelle ainsi tout produit liquide retiré des végétaux à l'aide de l'expression. Ils sont aqueux ou huileux. Les sucs aqueux sont magistraux ou officinaux, inodores ou aromatiques, acides ou sucrés.

Sucs huileux. — Huile fixe ou grasse. — On appelle ainsi tout corps végétal ou animal, plus ou moins coloré, ordinairement fluide, d'une saveur douce.

Huiles volatiles, huiles essentielles (essences). — On appelle ainsi tout corps végétal, d'une odeur très-pénétrante, d'une saveur âcre très-prononcée, solide ou liquide.

Extraits. — On appelle extrait le produit de l'évaporation d'un infusum, d'un maceratum ou d'un suc exprimé quelconque, aqueux ou résineux, mou ou solide.

Conserves. — On appelle conserves des médicaments de consistance molle, formés de sucre et d'une seule substance réduite en poudre ou pulpe.

Pulpes. — On appelle pulpe la partie parenchymateuse des végétaux.

Les électuaires ne sont autre chose que des conserves composées.

Mucilages. — On appelle mucilage tout corps qui coule lentement et qui doit sa consistance aux principes gommeux ou mucilagineux des végétaux tenus en suspension dans l'eau.

Tablettes et Pastilles. — On donne ce nom à des préparations d'une consistance solide, composées de sucre ou de mucilage et d'une ou de plusieurs substances médicamenteuses.

Les Pâtes sont des masses médicamenteuses demi-solides, qui ont pour base le sucre et la gomme et pour véhicule des macérations, solutions ou décoctions végétales.

Médicaments officinaux externes.

Huiles médicinales. — On appelle ainsi tout liquide huileux C. P. M.

Cérats. — On appelle cérats, des médicaments de consistance molle, capables de se liquéfier à la chaleur de la peau, de couleur jaune ou blanche, qui ont pour base la cire et pour véhicule l'huile d'olive.

Graisses médicamenteuses ou Pommades. — On donne ce nom à toute espèce de graisses C. P. M.

Onguents.—On appelle onguents, des médicaments de consistance molle ou solide qui ont pour base les résines et pour véhicules les huiles ou axonges.

Emplâtres. — On appelle emplâtres, des médicaments qui ont pour base les oxydes métalliques et pour véhicule les corps gras. Ils sont d'une consistance solide, mais assez souples pour prendre la forme des parties sur lesquelles on les applique.

Sparadraps. — On donne le nom de sparadraps à des toiles de chanvre ou de lin, à des tissus de soie, ou même à des feuilles de papier dont une des faces ou toutes les deux sont chargées d'une substance emplastique ou agglutinative, assez flexible pour être pliée en différents sens sans s'écailler.

Médicaments magistraux internes.

Tisanes. — On donne le nom de tisane à tout liquide aqueux très-peu C. P. M.

Apozèmes. — On appelle apozème (tisane composée), tout liquide aqueux chargé d'une grande quantité de substances médicamenteuses, le double des tisanes.

Bouillons médicinaux. — On appelle ainsi tout liquide aqueux C. P. M. extrait des substances animales.

Limonades. — On appelle limonade tout liquide aqueux, acide ou vineux, et peu médicamenteux, soit végétal soit minéral.

Hydromels. — On appelle hydromel la solution du miel dans les proportions de 2 p. de miel sur 32 d'eau. L'oxicrat se trouve dans les proportions de 1 à 2 pour 16.

Petit-lait. — On appelle petit-lait clarifié, le sérum du lait séparé des parties butireuses et caséeuses au moyen de la coagulation.

Jus d'herbes. — Tout liquide aqueux, inodore ou aromatique, retiré des végétaux.

Gelées.— On appelle gelées, des médicaments de consistance tremblante, d'une couleur plus ou moins foncée, d'une saveur et d'une odeur agréables; elles sont animales ou végétales.

Émulsions. — On appelle émulsion tout liquide aqueux, de couleur et de consistance laiteuses, tenant en suspension un principe émulsif; elles sont vraies ou fausses, végétales ou animales (lait d'amandes, lait de poule).

Loochs. — On appelle loochs, des médicaments liquides d'un poids de quatre à cinq onces, de couleur blanche, jaune ou verte, de consistance sirupeuse, ayant pour base les gommes, les sucres, les sirops, etc., et pour véhicule les émulsions.

Potions.—On appelle potions, des médicaments liquides d'un poi
de quatre à cinq onces, qui ont pour base des sirops, des poudres, d
teintures, etc., et pour véhicule les eaux ordinaires, distillées, sir
ples ou aromatiques C. P. M.

Mixtures. — On appelle mixture tout mélange liquide qui, so
un petit volume, réunit beaucoup de principes médicamenteux (potio
composées).

Juleps. — On appelle juleps, des médicaments liquides d'un poi
de quatre à cinq onces, analogues aux potions, mais qui en différe
par le véhicule, qui est un léger infusum ou décoctum.

Médecines.—On appelle médecines, des médicaments liquides d'
poids de quatre à cinq onces destinés à être pris en une seule fois,
qui ont pour base des substances purgatives et pour véhicule l'eau.

Pilules.—On appelle pilules, des médicaments demi-flexibles, n
adhérents aux doigts, du poids d'un demi-grain à six grains, qui o
pour base des poudres, des résines, des extraits mous ou secs, etc.;
pour véhicules des sirops, des mellites, des pulpes; elles sont offi
nales ou magistrales.

Bols. — On appelle bols, des médicaments tout à fait analogues a
pilules. Ils ne diffèrent de celles-ci que par leur grosseur, qui est pl
forte (ils pèsent de six à douze grains), et leur forme, qui est un p
ovoïde.

Médicaments magistraux externes.

Collyres. — On appelle collyre, tout médicament destiné aux mal
dies des yeux, soit sec, soit mou, soit liquide ou gazeux.

Bains. — On donne, en général, le nom de bain à tout liquide p
ou médicamenteux, dans lequel le corps reste plongé plus ou moi
longtemps; ils sont simples ou composés. Les premiers sont appe
bains ordinaires ou de propreté, les seconds, bains médicinaux; da
le second cas, ils sont : ou froids, ou tièdes, ou chauds, ou sous for
de vapeur. La température des premiers varie de 12 à 15° Réaumu
celle des seconds, dit tempérés, de 20 à 28°; celle des troisièmes
30 à 40°; et celle des quatrièmes, de 80 à 100°. Ils sont généraux
entiers, locaux ou partiels, de pieds (pédiluves), de mains (manul
ves), et demi-bains ou bains de siège.

Cataplasmes. — On appelle ainsi des médicaments de consistan
pulpeuse, qui ont pour base des farines, des poudres, et pour vé
cule l'eau ordinaire, le lait.

Sinapismes. — Nom donné aux médicaments analogues aux cat
plasmes, mais qui en diffèrent en ce qu'ils ont pour base la farine
moutarde, l'ail, le poivre, et pour véhicule l'eau ou le vinaigre.

Fomentations.—On donne ce nom à tout liquide aqueux ou vineu
chargé d'une grande quantité de principes médicamenteux et destiné
être appliqué sur différentes parties du corps pour y séjourner plus
moins longtemps.

Lotions. — On donne le nom de lotion à tout liquide aqueux ou vineux, etc., destiné au lavage des plaies ou de toute autre partie du corps.

Liniments. — On appelle liniment, tout liquide alcoolique ou huileux destiné à enduire certaines parties du corps.

Gargarismes. — On appelle ainsi tout liquide médicamenteux destiné aux maladies de l'arrière-bouche.

Injections.—On appelle injection, tout liquide médicamenteux destiné à être introduit dans les cavités naturelles ou accidentelles du corps.

Collutoires. — On appelle ainsi tout liquide médicamenteux destiné aux maladies des gencives ou des parois internes des joues.

Clystères ou lavements. — On appelle ainsi tout liquide pur ou médicamenteux destiné à être introduit par l'anus dans le gros intestin. (Doses, depuis quatre onces jusqu'à huit chez les enfants, depuis huit jusqu'à seize chez les adultes ; leur température doit être égale à celle du corps, 32° Réaumur.)

Suppositoires. — On appelle ainsi des médicaments solides de forme conique, gros comme le petit doigt, destinés à être introduits dans le rectum.

———

Vannes.— Impr. de Gust. de Lamarzelle.

www.ingramcontent.com/pod-product-compliance
Lightning Source LLC
Chambersburg PA
CBHW060539200326
41520CB00017B/5298